Sitzungsberichte der Heidelberger Akademie der Wissenschaften
Mathematisch-naturwissenschaftliche Klasse

Die Jahrgänge bis 1921 einschließlich erschienen im Verlag von Carl Winter, Universitätsbuchhandlung in Heidelberg, die Jahrgänge 1922–1933 im Verlag Walter de Gruyter & Co. in Berlin, die Jahrgänge 1934–1944 bei der Weißschen Universitätsbuchhandlung in Heidelberg. 1945, 1946 und 1947 sind keine Sitzungsberichte erschienen.
Ab Jahrgang 1948 erscheinen die „Sitzungsberichte" im Springer-Verlag.

Inhalt des Jahrgangs 1965:

1. S. E. Kuss. Revision der europäischen Amphicyoninae (Canidae, Carnivora, Mam.) ausschließlich der voroberstampischen Formen. Antiquarisch. Preis auf Anfrage.
2. E. Kauker. Globale Verbreitung des Milzbrandes um 1960. Antiquarisch. Preis auf Anfrage.
3. W. Rauh und H. F. Schölch. Weitere Untersuchungen an Didieraceen. Antiquarisch. Preis auf Anfrage.
4. W. Felscher. Adjungierte Funktoren und primitive Klassen. (vergriffen).

Inhalt des Jahrgangs 1966:

1. W. Rauh und I. Jäger-Zürn. Zur Kenntnis der Hydrostachyaceae. 1. Teil. Antiquarisch. Preis auf Anfrage.
2. M. R. Lemberg. Chemische Struktur und Reaktionsmechanismus der Cytochromoxydase (Atmungsferment). Antiquarisch. Preis auf Anfrage.
3. R. Berger. Differentiale höherer Ordnung und Körpererweiterungen bei Primzahlcharakteristik. (vergriffen).
4. E. Kauker. Die Tollwut in Mitteleuropa von 1953 bis 1966. (vergriffen).
5. Y. Reenpää. Axiomatische Darstellung des phänomenal-zentralnervösen Systems der sinnesphysiologischen Versuche Keidels und Mitarbeiter. (vergriffen).

Inhalt des Jahrgangs 1967/68:

1. E. Freitag. Modulformen zweiten Grades zum rationalen und Gaußschen Zahlkörper. (vergriffen).
2. H. Hirt. Der Differentialmodul eines lokalen Prinzipalrings über einem beliebigen Ring. (vergriffen).
3. H. E. Suess, H. D. Zeh und J. H. D. Jensen. Der Abbau schwerer Kerne bei hohen Temperaturen. Antiquarisch. Preis auf Anfrage.
4. H. Puchelt. Zur Geochemie des Bariums im exogenen Zyklus. (vergriffen).
5. W. Hückel. Die Entwicklung der Hypothese vom nichtklassischen Ion. Antiquarisch. Preis auf Anfrage.

Inhalt des Jahrgangs 1968:

1. A. Dinghas. Verzerrungssätze bei holomorphen Abbildungen von Hauptbereichen automorpher Gruppen mehrerer komplexer Veränderlicher in eine Kähler-Mannigfaltigkeit. Antiquarisch. Preis auf Anfrage.
2. R. Kiehl. Analytische Familien affinoider Algebren. Antiquarisch. Preis auf Anfrage.
3. R. Düren, G.-P. Raabe und Ch. Schlier. Genaue Potentialbestimmung aus Streumessungen: Alkali-Edelgas-Systeme. Antiquarisch. Preis auf Anfrage.
4. E. Rodenwaldt. Leon Battista Alberti – ein Hygieniker der Renaissance. Antiquarisch. Preis auf Anfrage.

Inhalt des Jahrgangs 1969/70:

1. N. Creutzburg und J. Papastamatiou. Die Ethia-Serie des südlichen Mittelkreta und ihre Ophiolithvorkommen. Antiquarisch. Preis auf Anfrage.
2. E. Jammers, M. Bielitz, I. Bender und W. Ebenhöh. Das Heidelberger Programm für die elektronische Datenverarbeitung in der musikwissenschaftlichen Byzantinistik. Antiquarisch. Preis auf Anfrage.
3. M. Knebusch. Grothendieck- und Wittringe von nichtausgearteten symmetrischen Bilinearformen. (vergriffen).
4. W. Rauh und K. Dittmar. Weitere Untersuchungen an Didiereaceen. 3. Teil. Antiquarisch. Preis auf Anfrage.
5. P. J. Beger. Über „Gurkörperchen" der menschlichen Lunge. Antiquarisch. Preis auf Anfrage.

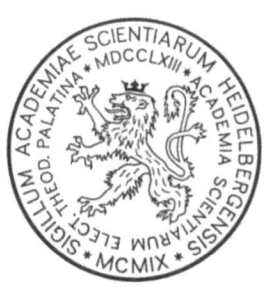

Sitzungsberichte der Heidelberger Akademie der Wissenschaften
Mathematisch-naturwissenschaftliche Klasse
Jahrgang 1980, 4. Abhandlung

W. Doerr W.-W. Höpker W. Hofmann
K. Kayser C. Tschahargane

Onkologisches Panorama
Krebsregister Früherkennung
Phylogenie

Mit 11 Abbildungen

(Vorgelegt in der Sitzung vom 16. Juni 1980)

Springer-Verlag Berlin Heidelberg New York 1980

Professor Dr. Dres.h.c. Wilhelm Doerr
Direktor des Pathologischen Instituts der Universität
Im Neuenheimer Feld 220/221
Postfach 104340
6900 Heidelberg

ISBN-13:978-3-540-10410-0   e-ISBN-13:978-3-642-46432-4
DOI: 10.1007/978-3-642-46432-4

Das Werk ist urheberrechtlich geschützt. Die dadurch begründeten Rechte, insbesondere die der Übersetzung, des Nachdruckes, der Entnahme der Abbildungen, der Funksendung, der Wiedergabe auf photomechanischem oder ähnlichem Wege und der Speicherung in Datenverarbeitungsanlagen bleiben, auch bei nur auszugsweiser Verwertung, vorbehalten.
Bei Vervielfältigung für gewerbliche Zwecke ist gemäß § 54 UrhG eine Vergütung an den Verlag zu zahlen, deren Höhe mit dem Verlag zu vereinbaren ist.

© Springer-Verlag Berlin Heidelberg 1980

Die Wiedergabe von Gebrauchsnamen, Warenbezeichnungen usw. in diesem Werk berechtigt auch ohne besondere Kennzeichnung nicht zu der Annahme, daß solche Namen im Sinne der Warenzeichen- und Markenschutz-Gesetzgebung als frei zu betrachten wären und daher von jedermann benutzt werden dürften.
Satz-, Druck- und Bindearbeiten: Beltz Offsetdruck, Hemsbach/Bergstraße
2125/3140-543210

Onkologisches Panorama*,**

Krebsregister, Früherkennung, Phylogenie

Der eine von uns (WD) hatte vor mehr als 25 Jahren in Berlin begonnen, bestimmte Bedingungskomplexe betreffend Manifestationsformen und Ursachen bösartiger Geschwülste nach Möglichkeiten zu klären: M. DÜBEN (1955) untersuchte den „Gestaltwandel" des anatomischen Bildes des bronchopulmonalen Carcinomes am Beispiel von 619 Sektionsfällen der Jahre 1930 bis 1954 des Krankenhauses Charlottenburg-Westend. Es zeigte sich, daß der hilusferne Ursprung der überwiegend kleinzelligen Carcinome nach und nach häufiger wurde, d.h. die peripherischen Narbencarcinome innerhalb der Berichtszeit um das Zehnfache zunahmen. H. SCHICHE (1955) hatte bei den durch Autopsie gewonnenen, post mortem und in situ fixierten Lungen von 50 sicher carcinomfrei gewesenen, jenseits der Lebenswende Verstorbenen eine zuverlässige Parallele zwischen dem Auftreten von Plattenepithelmetaplasien und einer Raucheranamnese gefunden. Den wirklichen Zusammenhang zwischen Bronchuscarcinom und Epithelmetaplasie hatten SCHICHE und DOERR seinerzeit nicht sichern können.

Inzwischen haben die deutschen Pathologischen Institute selbst einen *Gestalt-* und unser Fach hat einen *Strukturwandel* erfahren. Unsere Institute sind zu riesenhaften Laboratorien geworden. Die bald nach der Jahrhundertwende zögernd in Gang gekommene histologische Stückchendiagnostik, seit 50 Jahren mit größerer Regelmäßigkeit geübt, hat in den letzten beiden Jahrzehnten eine explosionsartige Vermehrung gefunden. Unsere Institute in der Bundesrepublik bewältigen pro anno oft bis je 50 000 oder 60 000 histologische Untersuchungen, die cytodiagnostischen Stationen vielfach deutlich mehr. Dies ist enorm und bedeutet eine Art von Fortschritt. BERTOLT BRECHT würde von einem „Fortschreiten", fort und hinweg nämlich vom Menschen und seinem Einzelschicksal gesprochen haben. Freilich, ohne Mechanisierung und ohne elektronische Datenverarbeitung wäre unser Tagewerk nicht zu leisten. Auf weiten Strecken des Arbeitstages ist der Pathologe der Erfüllungsgehilfe der Klinik. Der *richtige* Pathologe dient gern, und es geht ihm nicht an die Ehre, einem Dienstleistungsbetrieb vorzustehen. Aber eines ist ganz sicher, histopathologi-

---

* Herrn Prof. Dr. W. SANDRITTER, Freiburg i. Br., zur Vollendung des 60. Lebensjahres, 7. Juli 1980, mit herzlichen Grüßen.
** Nach einem von W. DOERR am 30. Mai 1980 in Berlin gehaltenen Vortrag.

sche Diagnosen werden nicht mechanisch ausgefertigt. Morphologische Befunde müssen *verstanden* werden, eine Beurteilung muß überlegt sein. Je besser man seinen Pathologen „programmiert", um so treffendere Antworten erhält man.

HEINZ OESER (1979) hat davor gewarnt, Krebsregister zu „Datenfriedhöfen" werden zu lassen. Er hat uns ermuntert, mit dem in unseren EDV-Anlagen gespeicherten Erfahrungsgut fleißig und kritisch umzugehen. Die Wahrheit marschiert mit den starken Zahlen, die quantifizierende Betrachtung ist unverzichtbar.

Wo liegen die Fortschritte der Onkologie aus der Sicht unseres Faches? Wir möchten *folgende Fragen* ansprechen:

1. Statistische Aufbereitung dessen, was Anomaliekomplex oder Zufallssyndromie genannt werden kann. Lassen sich bestimmte Abhängigkeiten typischer Befunde von- und miteinander herausstellen?
2. Hat uns die aktuelle Untersuchungstechnik bestimmt-charakterisierbarer Präneoplasien ein besseres Verständnis für die Vorgänge bei der Entstehung bösartiger Geschwülste geliefert?
3. Gibt es Anhaltspunkte für eine Krebsdisposition, – etwa aus Gründen sogenannter primärer Multiplizität *oder* unter dem Druck der Tatsache, daß Geschwülste in bestimmten Zusammenhängen auch iatrogen induziert werden können?
4. Hat die eminente Vermehrung unserer diagnostischen Arbeiten echtes Neuland erschlossen? Haben Grading und Staging gehalten, was sie versprachen? Sind neue (wirklich neue) Geschwülste entdeckt worden, die wir seither nicht kannten? Was konnten wir auf dem Gebiet der paraneoplastischen Syndrome dazulernen? – Und endlich:
5. Was leistet die vergleichend-pathologische Betrachtung für die Elementarvorstellung vom Wesen der Malignität?

Zu 1.: Wir knüpfen an das bekannte Schaubild des Statistischen Bundesamtes an (Abb. 1): Sterblichkeit nach ausgewählten Todesursachen. Man erkennt in Bildmitte das breite Band der an Geschwulsterkrankungen Verstorbenen in der Bundesrepublik, je 100 000 Einwohner, bezogen auf die Altersgliederung 1970. Die Anzahl der an den Folgen bösartiger Geschwülste zu Tode gekommenen Menschen ist einigermaßen konstant geblieben. Im Pathologischen Institut Heidelberg werden seit 50 Jahren pro anno etwas mehr als 1000 *Obduktionen* vorgenommen. Diese Zahl ist trotz mancher gegenläufiger Zeitströmungen zu halten gewesen. Wenn man vier Jahrgänge zusammenstellt und die sogenannten malignen Geschwulstkrankheiten nach der Häufigkeit absteigend ordnet (Tabelle 1), sieht man, daß die bronchopulmonalen Carcinome nach wie vor die Spitze halten. Stellen wir die *bioptischen Diagnosen* gegenüber (Tabelle 2), – so sehen wir, daß sehr viel mehr Einsendungen kommen als bösartige Geschwülste

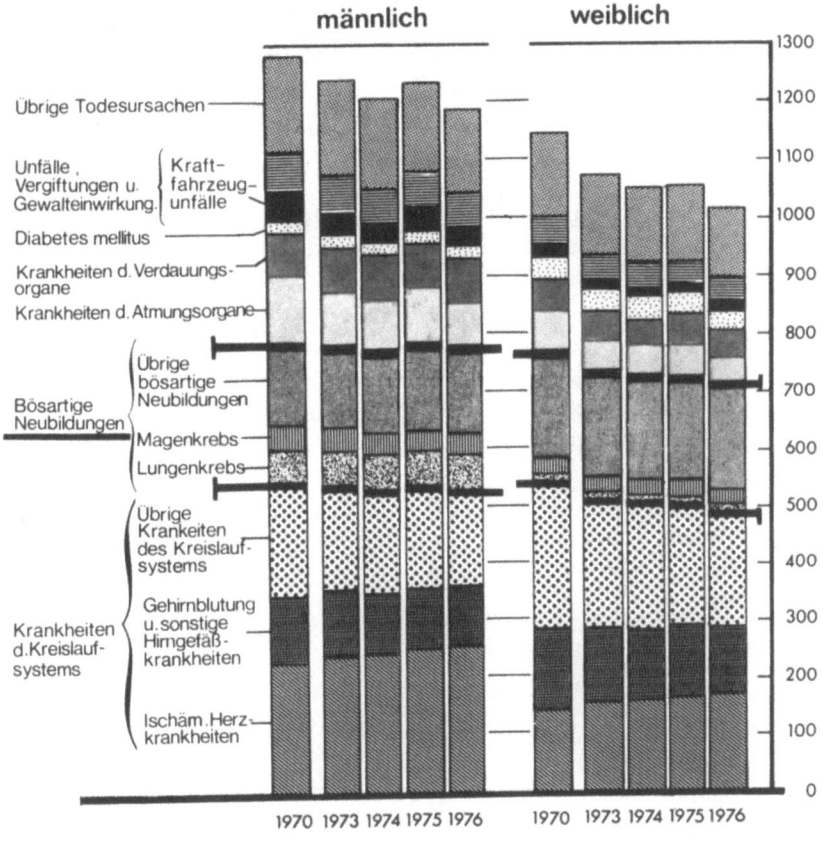

Abb. 1. Sterblichkeit nach ausgewählten Todesursachen. Statistisches Bundesamt. Anzahl der Verstorbenen auf je 100 000 Einwohner bei Altersgliederung 1970. (Nach H. OESER 1979, mit freundlicher Erlaubnis)

gefunden werden. Wenn man jetzt prüft, welche Geschwülste die häufigsten waren (Tabelle 3), fallen Bronchien und Lungen auf den dritten Platz, Colon und Rectum kommen nach vorn.

Dieser schon lange beobachtete Trend war Veranlassung, ein *Krebsregister* aller Oesophagus-Magen- und Darm-Geschwülste im Regierungsbezirk Nordbaden (einschließlich Heilbronn) für die Jahre 1971 bis 1977 aufzubauen. KLAUS KAYSER, unter Anleitung von Prof. WG. JACOB, hat die wesentlichen Arbeiten geleistet (Abb. 2). Entscheidend für die Aufnahme eines Falles in das Register waren zwei Voraussetzungen:

1. Die Diagnose mußte in einem der Institute gestellt worden
   und
2. der Kranke mußte in unserem definierten Territorium wohnhaft sein.

In unserem Bereiche leben 2,2 Millionen Menschen; jeder 6. Einwohner ist ein sogenannter Gastarbeiter; das mittlere Erkrankungsalter an Magen-Darm-Tumoren für Männer liegt bei 64 (64,7 ± 11), für Frauen bei 66 (66,4 ± 11,6) Jahren. 57% aller Darmtumoren sind Dickdarmkrebse, 36% der gastrointestina-

Tabelle 1. Leichenöffnungsgut, Pathologisches Institut Heidelberg, 1976–1979. Häufigkeit der malignen Primärtumoren in fallender Reihe

	Absolute Anzahl
Lunge, Bronchien	304
Dickdarm, Rectum	180
Mamma	112
Magen	91
Prostata, Samenblase	74
Uterus, Portio	56
Niere	51
Ösophagus	34
Gehirn	27
Lymphknoten	20
Schilddrüse	18
Harnblase, Urethra	17
Haut	17
Pleura	15
Larynx	13
Skelet, Gelenke	11
Prim. Tumor ohne Lokalisation	0

Tabelle 2. Bioptisches Untersuchungsgut, Pathologisches Institut Heidelberg, zwei Jahrgänge. Es gehen sehr viel mehr Zusendungen ein, als bösartige Geschwülste gefunden werden. Nur 7,4% des histo-pathologischen Materials enthalten bösartiges Geschwulstgewebe

Zeitraum	1978 u. 1979 (Codierung u. Eingabe der Diagnose in die EDV seit 1. Jan. 1978)
Gesamtzahl	110 552 Einsendungen überhaupt
	94 902 Einsendungen ohne Cytologie, d. h. reine Stückchenbiopsate darunter maligne Tumoren (ohne Cytodiagnostik)
	7016 = 7,4% der Biopsate (ohne Cytodiagnostik)
	hiervon Carcinome:
	6129 = 87%
	nichtepitheliale maligne Tumoren
	887 = 13%

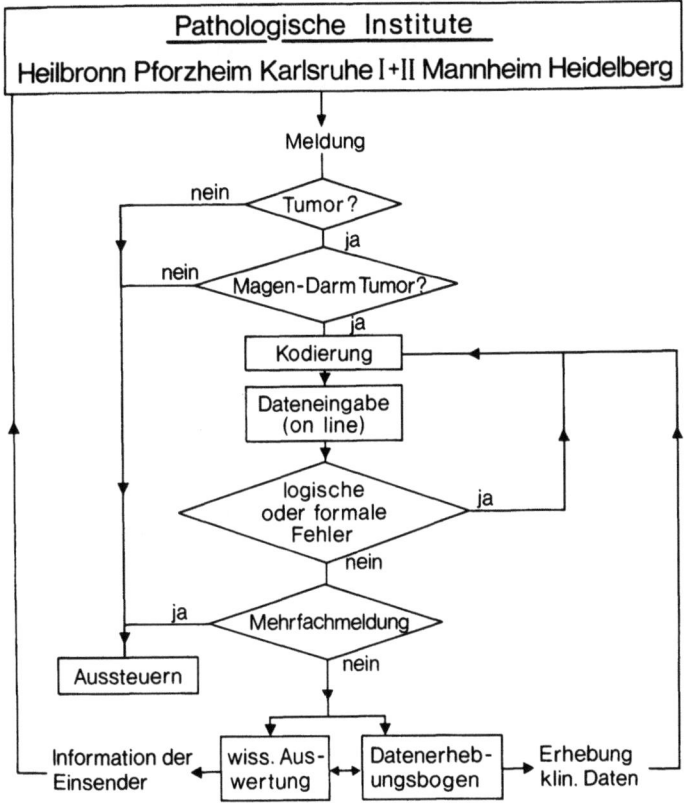

Abb. 2. „Krebsregister Nordbaden" für Oesophagus-Magen-Darm-Geschwülste. Schematische Übersicht über den Arbeitsgang. (Nach K. KAYSER 1980)

len Tumoren Magenkrebse. Wir arbeiten mit klinischen Erhebungsbögen (Abb. 3) und bedienen uns einer selbst entwickelten EDV (Abb. 4). Wenn man das heimische Untersuchungsgut in den „Weltstandard" einblendet, sieht man den schon lange gehegten Verdacht, daß der Magenkrebs sozusagen unverdient häufig wäre, bestätigt (Abb. 5); daß aber das Rectumcarcinom die Spitze hält, und zwar bei beiden Geschlechtern, war bestürzend (Abb. 6). Von den Ursachen dieses Sachverhaltes wissen wir nichts. Das Erkrankungsrisiko des Mastdarmkrebses ist um das 80. Lebensjahr am größten. Rectumcarcinome werden mit wenigen Ausnahmen in vivo entdeckt. Dagegen werden bis 10% der Magenkrebse erst bei der Autopsie gefunden (KAYSER 1980).

Seit 1. Januar 1978 betreiben wir ein sogenanntes *Mammenlabor*. Es dient der genaueren Erfassung der Typen und Ausbreitungsformen des weiblichen Brustkrebses und seiner Vorstufen (Tabelle 4). Das Labor nimmt nicht alle mammären Einsendungen auf, sondern Problemfälle. Die diagnostische „Ausbeute" (wenn der Ausdruck erlaubt ist) quoad carcinomata perfecta ist gering, aber die akribische Sorgfalt der einer Landvermessung vergleichbaren Durchmusterung lohnt immer. Die Analyse der Befunde hat folgendes ergeben (Tabelle

Tabelle 3. Gleiches Untersuchungsgut wie in Tabelle 2 (ohne Cytologie). Die bösartigen Geschwülste sind nach der fallenden Häufigkeit geordnet. Im autoptischen Material steht das bronchopulmonale Carcinom, im bioptischen der Dickdarmkrebs an der Spitze

	Absolute Anzahl
Colon, Rectum	1123
Mamma	787
Lunge, Bronchien, Luftröhre	644
Magen	533
Cervix, Endometrium	396
Harnblase, Harnleiter	327
Lymphome	305
Prostata	253
Haut	248
Lokalisation d. prim. Tumors unbekannt	165
Niere	165
ZNS	131
Kehlkopf, Stimmband	127
Schilddrüse	125
Knochen, Gelenke	122
Ösophagus	95
Pleura	90

Tabelle 4. Übersicht über die Anzahl der Arbeiten im Laboratorium zur Erforschung des Krebses der weiblichen Brust („Mammenlabor") im Pathologischen Institut Heidelberg

Seit 1. Januar 1978
    Zahl der Zugänge 1978 – 550 „Fälle"
                           1979 – 780 „Fälle"
250 Zugänge „lamelliert" rö- u. histo.-untersucht, geodät. vermessen. Erg.: in
    1% proliferat. Mastopathie m. Zellatypien; in
    1% Carcinoma lobulare o. ductale in situ; in
    4% invasives Carc.; in
    5% eigenständige Fibroadenose.
Die „Ausbeute" bei 1330 Fällen insgesamt ist gering, jedoch: Dia- und Prognose sind gesichert.

5). Die Frage der Abhängigkeit der Metastasierung von der Größe des Primärtumors ist ein unerschöpfbares Diskussionsthema (DOERR 1977; CITOLER 1978; STEGNER 1979; NIENHAUS und GRUNDMANN 1980). Die Multizentrizität des primären Mammacarcinoms spielt „heute eine gewichtige Rolle" (OBER 1979). Wir haben mehrfach quasi-primäre (multiple) Tumoren gefunden, die in Wahrheit aber doch untereinander zusammenhängen. Wieder hat sich

```
EINSENDER      698819                    REG. NR.       00703/76
DATUM BIOPSIE  11/89/75
KRANKENBLATT-NR. .........               RUMPELSTILZ   HEINRICH
                                         DORNROESCHENWEG    2
KOERPERGROESSE .......CM                 6900 HEIDELBERG
GEWICHT        .......KG
BLUTDRUCK .../...MM HG                   GEBURTSDATUM  04/01/22
                                         GESCHLECHT         1
GENUSSMITTEL                             FAMILIENSTAND
                                         KONFESSION         2
           NEIN   LEICHT  STARK          STAATSANGEHOERIGK. BRD
ALKOHOL    | 0  | 1     | 2   |          KASSE             AOK
NIKOTIN    | 0  | 1     | 2   |          TODESDATUM    ..../..../

FRUEHERE OPERATIONEN                     ZWILLINGE

           NEIN   APPEND  ANDERE         EINEIIG        ( )
IM G-I TRAKT | 0 | 1     | 2   |         ZWEIEIIG       ( )

FRUEHSYMPTOME                            BLUTGRUPPE
           |.|.|.|.|.|.|.|.|.|.|.|        |-------|
ERSTE SYMPTOME VOR ...WOCHE(N) ...MONAT(EN) ...JAHR(EN)
```

VORKRANKHEITEN
GASTRO |.|.|.|.|.|.|.|.|.|.|.|.|

VORKRANKHEITEN
ALLGEMEIN |.|.|.|.|.|.|.|.|.|.|.|.|

ANDERE TUMOREN

MAGEN DARM	BLUT LYMPH	LUNGE	MAMMA HAUT	URO-GENITAL	LEBER KNOCHEN	GEHIRN
A	B	C	D	E	F	G

KREBS IN FAMILIE

	MAGEN DARM	BLUT LYMPH	LUNGE	MAMMA HAUT	URO-GENITAL	LEBER KNOCHEN	GEHIRN
ELTERN	A	B	C	D	E	F	G
GROSSELTERN	H	I	K	L	M	N	O

Abb. 3. „Krebsregister Nordbaden". Klinische Erhebungsbogen.
(Nach K. Kayser 1980)

unsere Faustregel bestätigt, daß eine Syntropie zwischen Mikroverkalkung und beginnendem Krebs nur in $1/3$ der Fälle gegeben war. Dies bedeutet, daß Verkalkungen mehr ohne als mit Carcinom, kleine Krebse mehr ohne als mit Kalk gefunden werden. Receptor-Untersuchungen konnten wir bisher erst in 100 Fällen durchführen. Östrogen-Receptor-positive Mammacarcinom-Zellen gehören zu Tumoren, die höher und besser differenziert, also reifzellig, sind (C. G. Schmidt 1980). Ob die Entdeckung eines bis dato occult gewesenen Carcinomes bedeutet, daß wirklich keine Metastasen vorhanden sind, scheint mir nicht ganz sicher (Bender et al. 1980). Rüdiger Waldherr (1980) hat gefunden, daß in

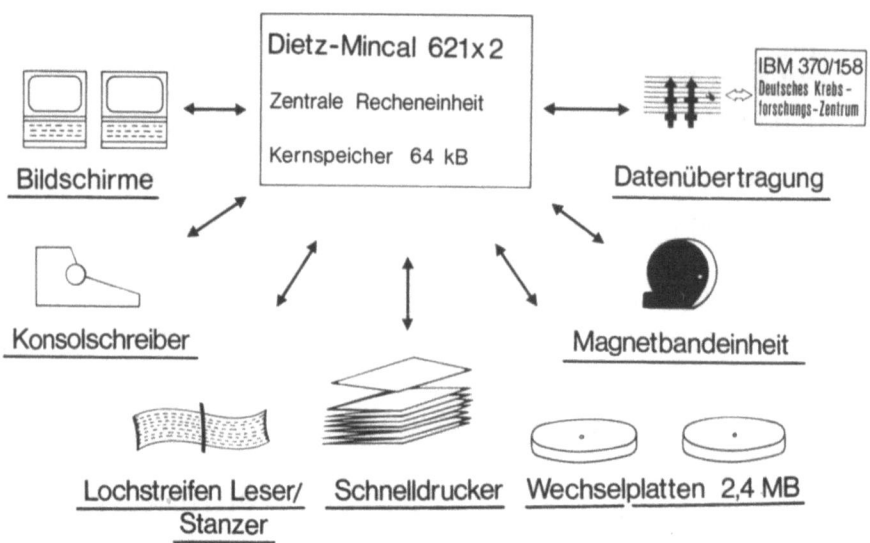

Abb. 4. „Krebsregister Nordbaden". Schematische Charakterisierung der EDV des Pathologischen Institutes Heidelberg. (Einzelheiten bei K. KAYSER 1980)

Tabelle 5. Mammenlabor Heidelberg; Abhängigkeit der Metastasierung von der Größe des Primärtumors; etwaige primäre Multiplizität der Mamma-Carcinome

Tumorgröße:	Invasive Carcinome durchschnittlich	Dm 0,5–0,6 cm!
	Carcinoma in situ (lobulare u. ductale)	Dm 0,2–0,3 cm!

Abhängigkeit der Metastasierung von der Größe d. Primär-Tu (200 Fälle subtil, d.h. geodätisch aufgearbeitet)

Carcinom-Dm	Lkn-Metastasen	Wie viele Lkn befallen?
0,5–1,0 cm	16%	1–2
1,0–2,0 cm	49%	mehr als 2
2,0–3,0 cm	32%	mehr als 6
3,0–5,0 cm	84%	mehr als 6
> 5,0 cm	93%	zahlreiche

Wie oft primär-multiple Mamma-Carcinome?
 1mal mit 2 sicheren Primärtumoren
 1mal mit 3 sicheren Primärtumoren
 28mal mit *Quasi*-Primärtumoren, d.h. falschen Primär-Carcinomen

Fällen von Mammacarcinom ohne Metastasen, also bei dem Staging T_1 oder T_2 mit N_0 und M_0, der positive Ausfall der Reaktion auf das schwangerschaftsspezifische β_1-Glykoprotein – trotz eines scheinbar berechtigten Optimismus – eine schlechte Prognose bedeutet. Es kommt bei positiven Fällen viermal häufiger zu

Onkologisches Panorama

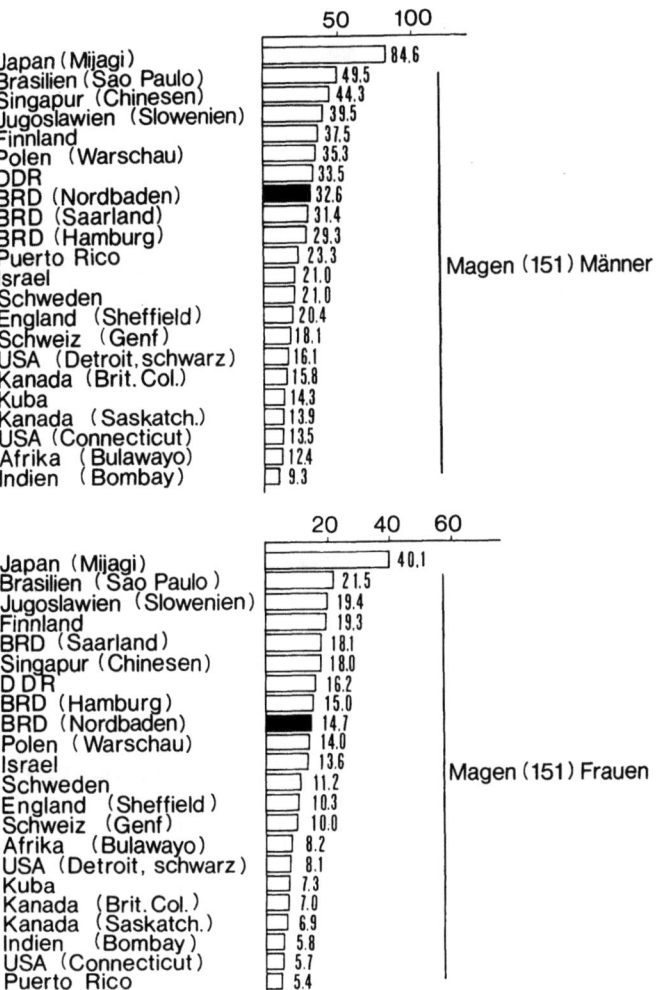

Abb. 5. Nach dem Ergebnis der quantitativen Auswertung der Daten des „Krebsregisters" stehen die Magenkrebse in Nordbaden an der Grenze von mittlerem zu vorderem Drittel bei Einbau in vergleichbare Angaben aus anderen Regionen

einem Rezidiv, auch wenn zunächst die Gefahr gebannt gewesen zu sein schien. Die Kenntnis dieser Zusammenhänge hat für die Wahl der einzuschlagenden Therapie eine gewisse Bedeutung.

Zu 2.: Hat uns die neuzeitliche *Technik* ein besseres Verständnis für die *Beurteilung* sogenannter *Präneoplasien* geliefert?

Der Begriff des *Carcinoma lobulare oder ductale* in situ ist seit langem bekannt; es handelt sich um ein präinvasives Carcinom; es wird in 10 bis 20% der Fälle aggressiv (DOERR 1977; GRUNDMANN 1979). Bei einer gewöhnlichen Biopsie sieht man dem Gebilde nichts Schlechtes, d.h. keine Zeichen einer

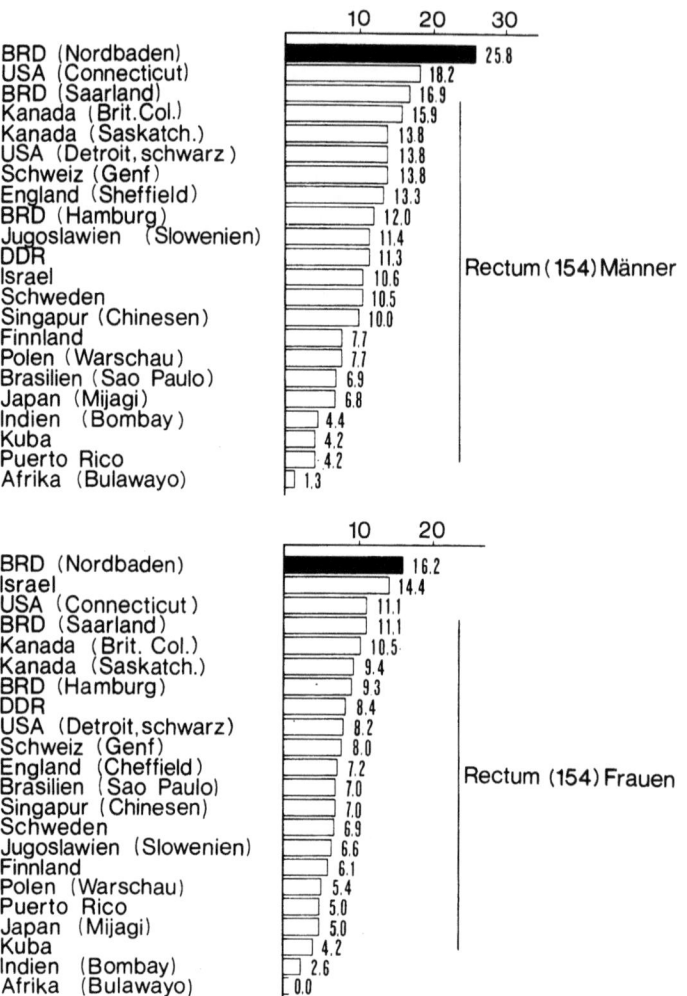

Abb. 6. In Nordbaden steht nach dem Ergebnis der quantitativen Auswertung der Daten des Krebsregisters das Rectumcarcinom an der Spitze der „Welthäufigkeit"

Verwilderung, an. Wenn man nach der Methode von SANDRITTER (1958) interferenzmikroskopisch – beim gleichen Falle an verschiedenen Biopsaten in zeitlicher Folge – untersucht, kann man eine Verschiebung der Nucleinsäuremoleküle (DNS :/: RNS) im Fortgang der Zeit am geeigneten Objekt beobachten. Aus der Kenntnis dieser quantitativen Umlagerungen kann man auf die Steigerung der Proliferationskinetik schließen. Folgende *Schlüsselbeobachtung* hatte uns sehr bewegt: Bei einem 61 jährigen Mann erhielten wir eine Biopsie aus dem Dorsum glandis penis. Es bestand eine chronische Balanoposthitis. Mikroskopisch handelte es sich um eine Erythroplasie Queyrat, also eine wohl bekannte Präcancerose. Ein Jahr später erhielten wir das Amputat. An der Stelle der ersten Intervention war jetzt nichts von Tumor zu sehen, wohl aber im

Bereiche der dorsalen Umschlagfalte des Praeputium und an der Fossa navicularis. Es war also ein ordinäres Plattenepithelcarcinom an zwei Stellen angegangen, zwar nicht am Orte der primären Erythroplasie, aber am gefährdeten Organ. *War dies Ausdruck einer Carcinomdiathese?*

Um diese und ähnliche Fragen besser beantworten zu können, hat C. TSCHAHARGANE eine umfangreiche *DNS-cytophotometrische Untersuchung* an einem leicht zugänglichen Objekt, der belichteten menschlichen Haut und am Beispiel sogenannter bowenoider Dyskeratosen, also ekzemähnlicher Veränderungen (unter Leitung von Prof. KL. GOERTTLER) durchgeführt (1980). Es war naheliegend, eine Emissionsmessung des UV-Lichtes, das durch definierte Zellsuspensionen hindurchgeschickt worden war, vorzunehmen. Je nach der Verteilungsdichte der Nucleinsäuren erhielt man Meßwerte, die auf eine Kurve aufgetragen wurden (Abb. 7). Je stärker die Zellatypien ausgeprägt waren, um so mehr kam es zu einer Verbreiterung der Basis des Diagrammes nach rechts (Abb. 8). Man nennt dies „Stammlinienverbreiterung". Die linksstehende Spitze der Kurve markiert den Zelldetritus, die mittlere Erhabenheit („peak") die normale

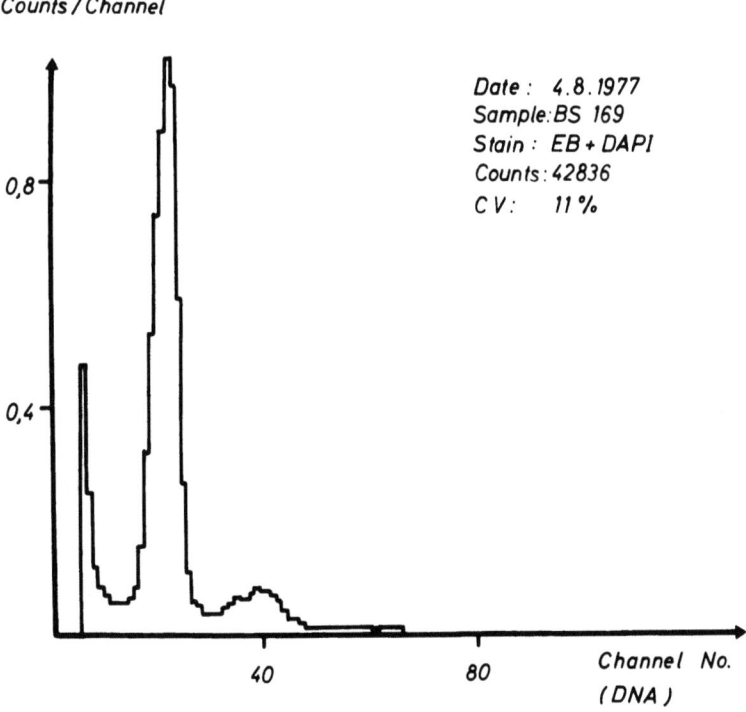

Abb. 7. DNS-Impulshistogramm eines Morbus Bowen aus dem Handrücken einer 82jährigen Frau. Der erste Peak zeigt den Anteil von Zelldetritus an. Der zweite schmale Gipfel markiert die diploiden Zellen. Der kleinere Gipfel ganz rechts enthält die Bowen-Zellen in der Synthese- und der DNS-Verdoppelungs-Phase. Die geringe DNS-Synthese ist für Morbus Bown bezeichnend. (Nach TSCHAHARGANE 1980)

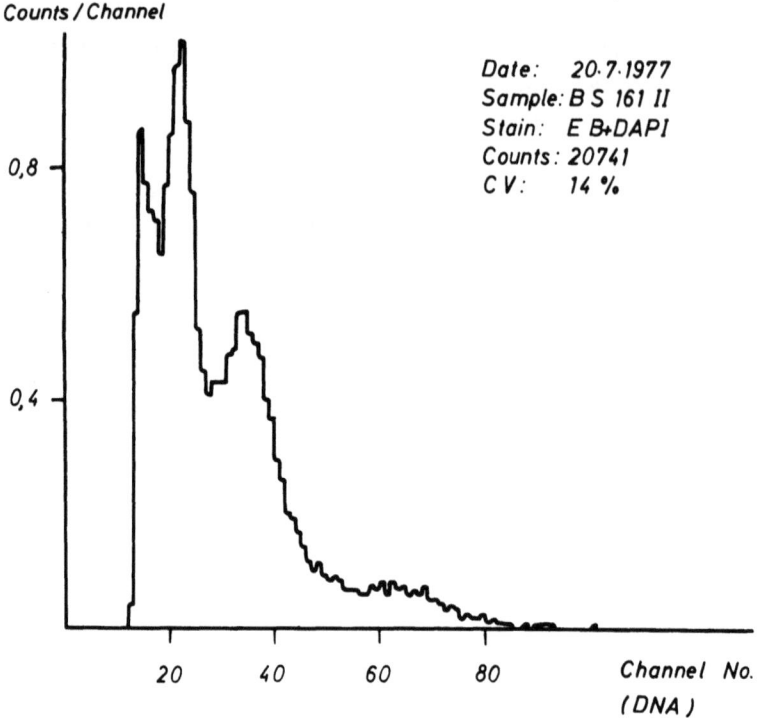

Abb. 8. DNS-Impulshistogramm eines Bowen-Carcinoms aus dem dorsalen Fußbereich eines 91jährigen. Der erste Gipfel repräsentiert den Zelldetritusanteil. Die zweite Anhäufung enthält die normalen diploiden Somazellen. Der dritte Gipfel zeigt die Carcinomzellen, die eine hyperdiploide DNS-Stammlinienverschiebung aufweisen. Danach folgen reichlich Zellen in der Synthese- und G2-Phase. Die DNS-Stammlinienverschiebung ist für die maligne Transformation des Bowen-Carcinomes charakteristisch.
(Nach TSCHAHARGANE 1980)

autochthone Zellpopulation, die rechtsstehende Spitze die DNS-Anhäufung im Bereich pathologischer epidermaler Epithelzellen. Die Interpretation der Befunde ist komplizierter als hier dargestellt. Es kommt auf das Prinzip an. Wir dürfen also sagen: Die aktuelle Untersuchungstechnik hat uns befähigt, im Falle des Vorliegens sogenannter Präneoplasien neugebildete, hyperdiploide Zellklone zu erkennen und damit eine drohende Gefahr mit Maß und Zahl zu charakterisieren.

Zu 3.: Gibt es Anhaltspunkte für eine *Carcinomdiathese?* Von den Mehrfachtumoren sprachen wir schon im Zusammenhang mit dem Mammacarcinom. Wir waren auch kritisch und unterschieden quasi-primäre Geschwülste. Im Obduktionsgut der letzten Jahre (1976 bis 1979) fanden wir 120 Fälle mit Doppelcarcinomen (Tabelle 6). Es gibt keine Geschlechtsunterschiede (Tabelle 7). Die jeweils beim gleichen Menschen gefundenen Carcinome hatten – mit der

Tabelle 6. Primär-multiple maligne Tumoren im Sektionsgut des Pathologischen Institutes Heidelberg in *vier* aufeinanderfolgenden Kalenderjahren

Sektionsfälle	1976–1979 überhaupt	4384
	Männer 2586 (59%)	
	Frauen 1798 (41%)	
Anzahl der Sektionsfälle mit malignen Tumoren überhaupt		
	33% der Sektionsfälle	= 1436
	hiervon	
	61% Männer	= 870
	39% Frauen	= 566
Anzahl der Sektionsfälle mit mindestens 2 voneinander unabhängigen malignen Geschwülsten		
	Männer 72 = 2,8% der Sektions- oder 2,8% der Tumorfälle	
	Frauen 48 = 2,7% der Sektions- oder 8,5% der Tumorfälle	

für diese Dinge gültigen Sicherheit – nichts miteinander zu tun. Wir wollen unsere Befunde nicht überbewerten. Was soll man aber sagen, wenn man folgenden Fall zu beurteilen hat?

65 Jahre alter Mann (SN 338/80); 1966 Laryngektomie wegen eines Kehlkopfcarcinomes. Einige Monate vor dem Tode Entfernung eines Knotens aus der seitlichen Hypopharynxwand (EN 10.140/80): Plattenepithelcarcinom. Bei der Autopsie *neben* einer metastatischen Lymphangiosis carcinomatosa der Lungen eine polytope Lungenfibrose mit kleinstherdigen Plattenepithelverbänden *nach* stattgehabter Bleomycin-Therapie. Bleomycinlunge nach primärmultipel in Szene gegangenem Carcinom! Schließlich fand sich ein im Zustand maligner Entartung begriffener Polypus des aufsteigenden Dickdarmes. *Der Mann hatte also vier Carcinome.* Die Klinik meinte (HNO-Klinik Heidelberg), die Bleomycindosis (kombinierte Bleomycin-Metothrexat-Medikation; dabei 125 mg Bleomycin innerhalb von 5 Wochen!) würde nicht genügend groß gewesen sein, um Lungenfibrose und Carcinom plausibel zu machen. Man käme also um die Annahme einer Tumordiathese nicht gut herum. – sic!

Mehrfachcarcinome erinnern an die Arbeiten von PAUL EHRLICH und HUGO APOLANT aus den Jahren 1906 bis 1908 (DOERR 1954). Wie man seit EHRLICH weiß, konnten Mehrfachimplantate einander beeinträchtigen: Der zuerst gesetzte Tumor behauptet das Feld, das Implantat geht nicht an. *Oder* das Implantat übernimmt die Führung und der primäre Tumor verschwindet. EHRLICH nannte das „athreptische Immunität", die malignen Implantate nähmen einander die Nahrung fort. Weiter weiß man schon lange, daß, wenn eine Gravida einen malignen Tumor während der Tragzeit erwerben sollte, dieser so lange an Ort und Stelle gebunden verweilt, als die Schwangerschaft steht. Ist diese ausgetragen, entwickelt sich eine „Carcinomsepsis" mit tausend und mehr Mikrometastasen unter dem Bilde des Moskowicz-Syndromes. Die Tumorantigene beim Menschen kann man in drei Gruppen einteilen, in onkofetale, neoantigene und

Tabelle 7. Aufschlüsselung der Coinzidenz der primärmultiplen, d.h. Mehrfachtumoren im Leichenöffnungsgut Heidelberg; **a** bei *Männern*; **b** bei *Frauen*. (Sammlung nach W.-W. HÖPKER)

a) Maligne Tumoren bei *Männern* mit Mehrfachtumoren mit einer absoluten Häufigkeit von mindestens 4 Fällen innerhalb der Jahre 1976–1979 .....

..... treten auf in Kombination mit malignen Tumoren	Bronchien, Lunge	Prostata, Samenblase	Dickdarm	Rectum, Anus	Niere	Larynx	Magen	Mund, Zunge, Lippen	maligne, Reticulose, Sarkom ohne Angabe Lok.	Plasmocytom	Leber	Pharynx	Pleura	Pankreas
Tonsillen	1													
Venen									1					
Haut												1		
Mund, Zunge, Lippen		2	1			1						1		
Pharynx	1	1				1								
Ösophagus	1					1								
Magen		1	2	3										
Dickdarm	1	4	2	4				2						
Rectum, Anus		1	3	4						1				1
Leber	1				1					1				
Galle, Gallenwege					1					1		1		
Pankreas	1	1		1										
Nase Nasennebenhöhlen											1	1		
Larynx	1	5										1		
Bronchien, Lunge	2		2	4	1	2	5	1	1	1	1	1	2	1
Pleura		2	2											
Niere		2	2							1	1			
Harnblase, Urethra	1	1												
Hoden, Ne-Hoden, Samenstrang	1										1			
Prostata, Samenblase	2		2	3	2		2		1				2	1
Scrotum Schultergürtel, Axilla									1					
Lymphknoten									1					1
Plasmocytom, M. Waldenström	1			1	1					1				
Lymphogranulomat. M. Hodgkin									1					
maligne Reticulose Sarkom ohne Lokalis.	1	1												
Astrocytom						1								
Kraniopharyngeom							1							

b) Maligne Tumoren bei *Frauen* mit Mehrfachtumoren mit einer absoluten Häufigkeit von mindestens 4 Fällen innerhalb der Jahre 1976–1979 .....

..... treten auf in Kombination mit malignen Tumoren	Mamma	Dickdarm	Uterus oder Portio	Bronchien, Lunge	Ovar	Niere	Rectum, Anus	Galle, -wege	Schilddrüse
Tonsillen	1								
Skelet									1
Schilddrüse	1	1		1					
Nebenschilddrüse									
Nebenniere							1		
Langerhans									
Haut									
Mamma		1	2		2	1	2	1	1
Zähne									1
Magen		2					1		
Dickdarm	1				2		2		1
Rectum, Anus	2	2	1						
Zwerchfell								1	
Leber								1	
Galle, Gallenwege	1			1					
Pankreas								1	
Bronchien, Lunge	1	2			1		1		
Pleura					1	1		1	
Niere	1				1				
Nierenbecken					1				
Ovar	2	1	2						
Uterus (o. Portio)	2				2	1	1	1	1
Retroperitoneum	1								
Lymphknoten	2								
Peritoneum	1						1	1	
Morbus Brill-Symm.		1							
Ca. o. Lokalisation					1				
unbekannter Tumor ohne Lokalisation	1								
Astrocytom						1			

virale. Das Immunsystem verhält sich bei der Erkennung von Tumorantigenen genauso wie bei der von Transplantationsantigenen. Die Antigene beim Menschen sind tumorassoziierte Antigene. Sie sind weder tumorspezifisch noch organspezifisch. Die Tumoren mit hoher Immunogenität sind stark mit Makrophagen durchsetzt. Der Prozeß der Tumorausbreitung (Dissipation, Metastasierung) wird stark beeinflußt durch die Menge der Tumorantigene auf der Zelloberfläche, die Kinetik der Freisetzung derselben und deren Eigenschaften (FLAD 1980).

Zu 4.: Hat unsere diagnostische Arbeit Neuland erschlossen? Jeder älter gewordene und in der diagnostischen Tagesarbeit stehende Pathologe hat bestimmte neue Befunde erhoben, also Entdeckungen gemacht. Wir berichten über *drei Beispiele:*

a) *56 Jahre alt gewordene Frau,* vorübergehende Arbeiten in einer Streichholzfabrik und in einem Glaswolle verarbeitenden Betrieb. Erkrankung unter dem Bilde einer miliar-nodulären Lungenfibrose. Bioptisch (EN 33.960/77) fand sich eine Knotenbildung vorwiegend aus knorpelähnlichem Material. Der Tumor schob sich aus den Luftwegen in die Blutgefäße vor, wodurch eine pulmonale Hypertension entstand. Die Frau starb in Darmstadt. Herr Prof. JANSEN überließ uns die Präparate (SN Da 153/78). Beide Lungen waren durch herdförmige Verdichtungen übersät. Das mikroskopische Bild war uniform. Was ist dies für ein Tumor? Die Literatur wurde durch WENISCH (1980) zusammengestellt. Man kennt offenbar nur 26 Fälle. HERBERT SPENCER in London nennt die Geschwülste: *Intravascular and sclerosing bronchioloalveolar tumour.* Es handelt sich um einen semimalignen Tumor von Mißbildungscharakter (Hamartoblastom).

b) *Ein 20jähriges Mädchen* wurde 1978 thyreoidektomiert, nachdem eine Erhöhung des Serum-Calcitonins festgestellt worden war (EN 53.002/78). Unsere Diagnose lautete „medulläres Schilddrüsencarcinom". Leider starb die Patientin nach wenig mehr als einem Jahr (SN 1.008/79). Dabei fand sich in den Skeletmetastasen der gleiche Tumor mit Amyloid (Kongorot-positiv) + Anisotropie. Nach klinischer Kontrolle der ganzen Familie wurde bei einer 25jährigen Schwester der Verstorbenen ebenfalls ein erhöhter Calcitoninwert entdeckt. Daraufhin Thyreoidektomie. Es fand sich in beiden Schilddrüsenseitenlappen wiederum ein medulläres Carcinom! Der histologische Befund war der gleiche wie im ersten Falle. Der Tod der *einen* Schwester mit Klärung des Tumorleidens hat das Leben der *anderen* gerettet. Ein Rezidiv bei der Überlebenden ist bis jetzt nicht aufgetreten, die Familie ist offenbar gesund.

c) *Eine 48 Jahre alt gewordene Frau* litt an einer Cholera pancreatica. DOERR war mehrfach bioptisch-diagnostisch tätig und stellte die Diagnose eines Verner-Morrison-Syndromes aus Leber- und Knochenpunktat. Ein Verner-Morrison-Syndrom ist eine Durchfallkrankheit mit profusen wäßrigen Entleerungen, konsekutiven Störungen des Mineralhaushaltes und Tod an akzidenteller Allgemeininfektion. Zugrunde liegt eine nicht-insulinproduzierende Inzelzellgeschwulst, die man heute, wo man von „Insulinomen", „Glukagonomen", „Reninomen" nach den überschießend produzierten Hormonen spricht, „Vipom" (= vasoactive intestinal peptide), nennt. Bei der Obduktion (SN 155/80) fand sich ein metastasierendes Adenom (Carcinom) des Pankreas mit Skeletmetastasen. Letzteres gilt als das Besondere. Daß ein „Vipom" eine generalisierte metastatische Carcinose erzeugen könnte, war bisher nicht bekannt. Dies ist auch um so erstaunlicher, als der Tumor eigentlich einen sklerosierenden Bau mit Tendenz zur Vernarbung erkennen ließ. Man sollte bei unstillbar-rezidivierenden Diarrhoen *auch* an das Pankreas denken und durch den Peptidhormonnachweis im Blut versuchen, auf die richtige Fährte zu kommen. Im allgemeinen kann man die Patienten durch Resektion des Pankreasschwanzes heilen, denn aggressive Vipome sind die Ausnahme (DOERR 1974; BURKHARDT 1976).

Zu 5.: Was leistet die vergleichend-pathologische Betrachtung für die Vorstellung vom Wesen der Malignität? – Die Summe der Tatsachen und Meinungen, welche die wissenschaftliche Onkologie anreichern, aber die klinische Geschwulstlehre belasten, ist erdrückend groß. Da aber die therapeutischen Bemühungen noch immer Wünsche offen lassen, ist – dieser Verdacht *muß* einem ja kommen – möglicherweise eine elementare Prämisse nicht verstanden?

Leben ist die schönste Erfindung der Natur, und der Tod ist ihr Kunstgriff, viel Leben zu haben (GOETHE). Leben bedeutet, unverbindlich gesagt, eine Ereignisabfolge, ein Geschehen in der Zeit, gebunden an ein variables materielles Ordnungsgefüge (DOERR 1979). Störungsfreies Leben kann es nur unter Aufbietung bestimmter Regulationen und für eine kurze Zeitspanne geben. Vom Standpunkt einer distanzierten physikalisch-chemischen Betrachtung aus ist Gesundheit, d.h. Leben ohne Störung, eher die Ausnahme, ganz sicher aber der seltenere Fall. Krankheit ist der häufigere. Daß dies so sein muß, geht aus der Entropieregel, also dem zweiten Hauptsatz der Wärmelehre, hervor und hat kürzlich eine Bestätigung seitens der Theoretischen Physik (FLAMM 1979) gefunden.

Das Geschwulstproblem ist einer *cellularen* und einer *organismischen* Betrachtung zugänglich (BORST 1941). Sind wir Ärzte, halten wir es mit der letzteren. Denn *Krankheiten* durch bösartige Geschwülste liegen in der Erwartungsbreite des Lebens. Wenn dies so ist, muß man fragen, ob es auch Geschwülste mit allen Konsequenzen bei anderen Organisationsformen des Lebens, etwa bei *niederen Tieren* gibt. 97% der auf unserem Planeten angesiedelten tierischen Lebewesen gehören in die verschiedensten Formenkreise der Wirbellosen (Avertebratae; KRIEG 1968). Die meisten Tumoren der

Tabelle 8. „Tumorfähigkeit" niederer Tiere. (Nach PFLUGFELDER 1954)

Ausgewählte Beispiele von Geschwülsten bei „niederen" Tieren

Protozoen	Zellkernatypien (als Tu-Äquivalente)
Crustaceen	„Magenkrebs" beim Hummer
Schnecke	Bindegewebstumoren
Muschel	Adenomyom
Tintenfisch	Angiofibrom
Arbeitsbiene	Dünndarmtumoren
Ameise	„Hirntumoren" (Ganglienzell-Tu)
Fische	Epitheliome, Papillome, Neurome, Schilddrüsen-Carcinome, Melanome, u.v.a.
Amphibien	Hautadenome

Avertebraten sind von den Insekten bekannt (KAISER 1965). Die Insekten wiederum sind die artenreichste Klasse des Tierreiches.

Was weiß man von derlei Geschwülsten bei Tieren? OTTO PFLUGFELDER hat schon vor Jahren viele Erfahrungen planmäßig zusammengestellt (1954; Tabelle 8). Nur bei Arthropoden, Mollusken und Chordaten kommen Geschwülste vor. Geschwülste wurden bisher nie beobachtet bei zellkonstanten Tieren (Rotatorien, Acanthocephali, Nematoden). Fische, Amphibien, Reptilien, Vögel und Säuger sind selbstverständlich alle tumorfähig; sie erwerben ihre Geschwülste nach den gleichen Bedingungen wie der Mensch.

Folgende Fragen bleiben von hervorragendem Interesse:

1. Sind *soziale Insekten* (Ameisen, Termiten, Bienen) besonders tumorgefährdet? – Grundsätzlich *ja*! Geschwülste sind erdgeschichtlich alte Vorkommnisse (KRIEG 1973), ihr Terminationspunkt liegt offenbar innerhalb der Phylogenie der Invertebratengruppe. Vor mehr als 50 Jahren hatte der Zoologe HARMS (1924) die Lebewesen aufgrund ihrer Individualcyclen eingeteilt (Tabelle 9) in:

1. labile regulative Tierformen – gute Regeneration
2. halbstabile Tierformen – nur Ansätze zur Regeneration
3. stabile Tierformen – keinerlei Regeneration

Geschwülste kommen *nur* in halbstabilen tierischen Lebewesen vor. Halbstabile sind solche Species, bei denen sowohl regulative als zellkonstante Eigenschaften vereint auftreten und interferieren. Bei den Wirbellosen werden diese Verhältnisse nur in 0,005% aller Avertebratae, nämlich lediglich bei 44 Arten, gefunden. Diese eignen sich auch für experimentelle onkologische Fragestellungen.

Weder bei zellkonstanten Tieren, noch bei Arten mit ungeheurer Regenerationskraft, den sogenannten Regulationstypen, kommen Geschwülste vor. Wie glücklich, daß aus Gründen einer elementaren Organisation ein ganzes Kapitel der Pathologie dorten gleichsam ausfällt!

Tabelle 9. Einteilung tierischer Lebewesen aufgrund cellularer Individualcyclen nach HARMS in drei Hauptgruppen: labile, halbstabile, stabile. Die Fähigkeit, Geschwülste zu bilden, eignet nur den „halbstabilen" Lebewesen

1. Labile regulative Tierformen	sehr gute Regeneration	keine Geschwülste
2. Halbstabile Tierformen	nur Ansätze zur Regeneration	reichlich Geschwülste
3. Stabile Tierformen	keine Regeneration	keine Geschwülste

„Tumorfähig" sind *nur* Mollusken, Arthropoden u. Chordaten. (PFLUGFELDER)

Was lernen wir hieraus? Bei allen Vertebraten, einschließlich des Menschen, liegen „halbstabile" Zellsysteme vor, die durch „inadäquate Antwort" auf einen Reiz einen Tumor entstehen lassen. Für die pathologische Leistung des cancerogenen Reizes sind mehrere cellulare Schritte erforderlich, angeblich sieben sukzessive Mutationen (NORDLING 1953).

2. Werden diejenigen Organe der höheren Wirbeltiere, die eine *exzessive* intermitotische *Regeneration* über viele Jahre aufzubringen haben, *mehr als andere von Krebs* befallen?

Zwar bestaunen wir die ungeheure Regenerationskraft im Zusammenhang mit der jährlichen Hörnung der Cerviden, aber wir kennen keine osteoplasti-

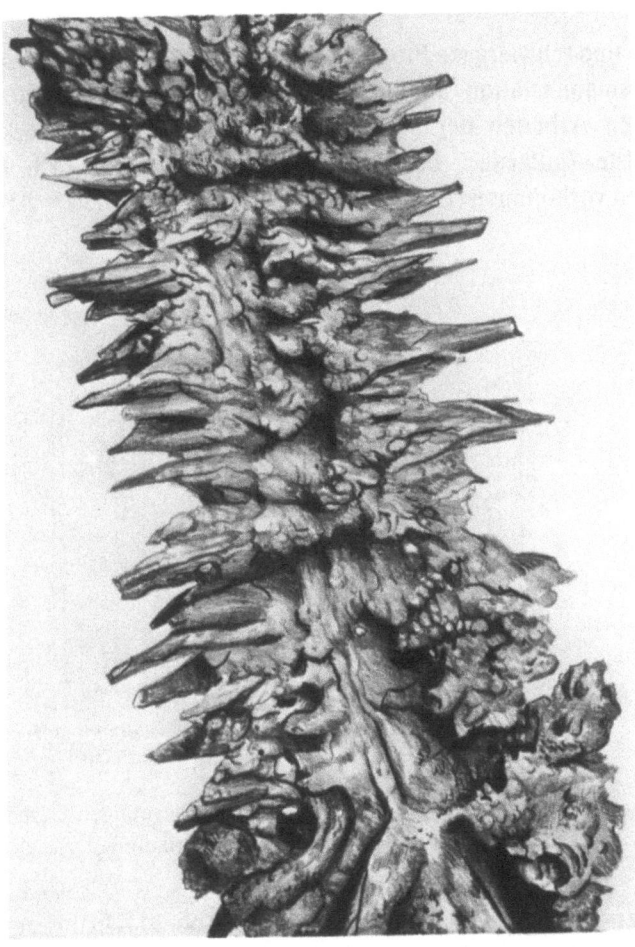

Abb. 9. Gehörn eines „Perückenbockes", Verkümmerung der Gonaden, pittoreske Konfiguration des Gehörns mit überschießender Mineralisierung. Keine autonome Neoplasie. (Sammlung W. HOFMANN)

schen Sarkome ebendort. Zwar wird der Waidmann einen Perückenbock (Abb. 9) zeigen, aber es handelt sich doch wohl nur um eine Mißbildung, ähnlich einem harten Osteom, nicht aber um ein destruierendes Neoplasma. – Eutercarcinome unserer Milchkühe sind unbekannt. Die an das Fabelhafte grenzende sekretorischen Leistung der Mammen unserer Hausrinder hat bestimmt nicht den Gefahrenwert eines cancerogenen Reizes.

Nun wird man auf die, aus welchen Gründen auch immer begrenzte Lebensspanne der Tiere abheben und sagen, sie stürben vor Erreichung des Carcinomalters. Auch in dieser Hinsicht sollte man vorsichtig sein. Keinesfalls aber wird man zustimmen, wenn man seitens der Klinik hört „..... die am häufigsten durch Neoplasien betroffenen Organe befinden sich während des Lebensablaufs in einer maximalen Beanspruchung nach Funktion und Leistung" (OESER 1979).

3. Die letzte und schwierigste Frage ist die nach dem *Carcinomalter*, d. h. dem für die Krebsmanifestation am meisten „geeigneten" Lebensalter: Aus den sorgfältigen Arbeiten der Veterinärpathologen kann man erkennen, daß Geschwülste (gutartige, bösartige, Mehrfachtumoren) auch bei unseren Haustieren vorkommen (ÜBERREITER 1977; PRIESTER 1979; Abb. 10). Eine

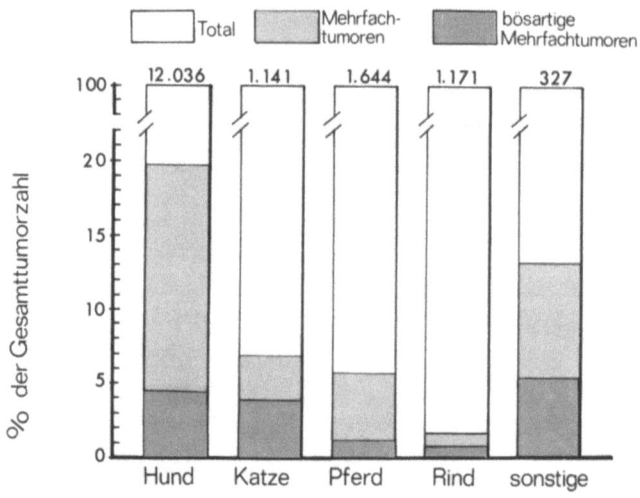

Abb. 10. Häufigkeit des Auftretens bösartiger Tumoren bei einigen Tieren. (Nach H. W. PRIESTER 1979, mit freundlicher Erlaubnis)

gewisse Altersabhängigkeit ist nicht zu leugnen (Abb. 11). In unserem eigenen Krebsregister hatten wir aber gefunden, daß vom 70. Lebensjahr an eine im ganzen fallende Tendenz des Erkrankungsrisikos gegeben ist. – *Aber* es gibt doch auch *Ausnahmen:* Das Rectumcarcinom ist auf der Schwelle zum 9. Jahrzehnt am häufigsten. Mamma- und Prostatacarcinom steigen mit dem

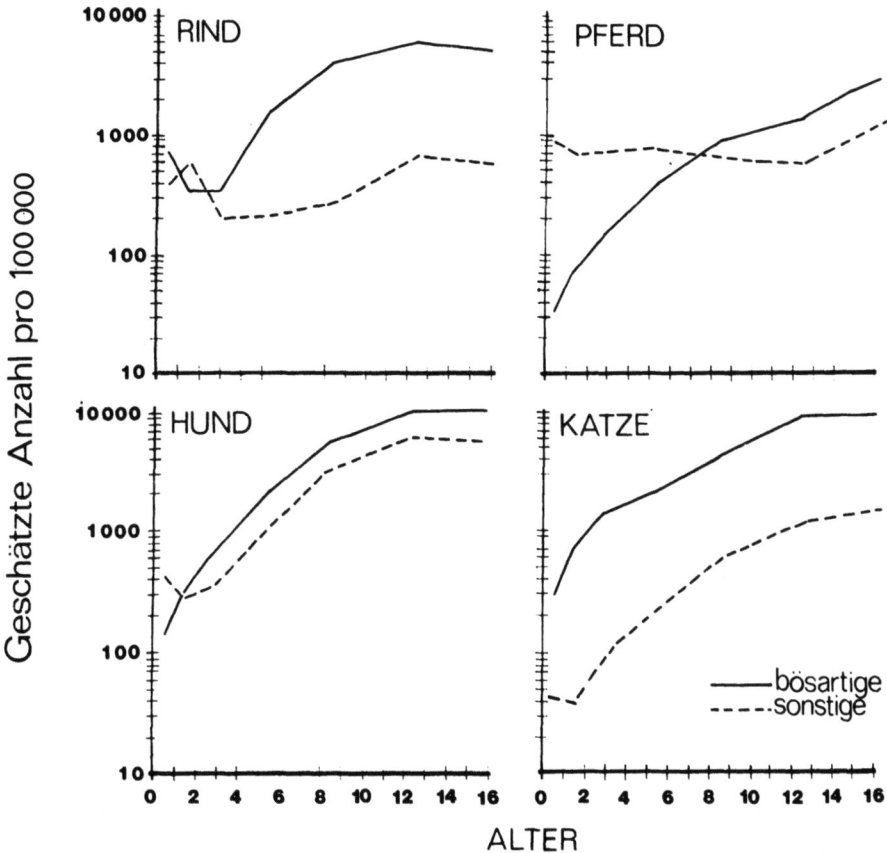

Abb. 11. Einzige, genügend umfangreiche, epidemiologisch brauchbare Tabellerie mit Angaben über das tumorfähige Lebensalter von vier Haustieren. (Nach H.W. PRIESTER 1979, mit freundlicher Erlaubnis)

fortschreitenden Alter erneut und weiter an; Bronchial- und Uteruscarcinom werden seltener (NOLTENIUS et al. 1977).

Im Sinne unserer eigenen physikalisch-chemischen Betrachtungsweise gewinnen Vorgänge der Alterung einen gewissen Krankheitswert. Auch im Sinne LINZBACHS (1977) muß mit zunehmendem Lebensalter mit einer erhöhten Gefahr gerechnet werden, schlußendlich doch noch einen malignen Tumor zu erwerben. Dies mag biotechnisch damit zusammenhängen, daß mit steigendem Alter die immunologische Abwehrbereitschaft exponentiell mit einer Halbwertszeit von $^1/_6$ der mittleren Lebensspanne, also linear logarithmisch, abfällt. Ob freilich diese immunologische Lücke durch die einen Tumor aufbauende Zellproliferation gefüllt wird, ist eine offene Frage. Also wird argumentiert: Die mitteleuropäische Bevölkerung besteht aus zwei gedachten Teilpopulationen, einer stabilen und einer weniger stabilen. Letztere fällt mit dem vollendeten 7. Lebensjahrzehnt aus; die Menschen sterben am Herz- und

Gefäßapparat. Zurück bleibt die stabile. Jene ist aber gerade primär nicht tumoranfällig. So mag es erklärlich erscheinen, daß ein uneinheitliches (statistisches) Krankheitspanorama entsteht.

Kommen wir zum Schluß:

1. *Erbliche Voraussetzungen* für die Entstehung bösartiger Geschwülste des Menschen, – ich sehe ab von den bekannten selteneren, eindeutig erblich verursachten Geschwulstformen oder deren Vorstufen:

   a) den familiären malignen Melanomen (autosomal-dominanter Erbgang mit reduzierter Penetranz; LANDTHALER und BRAUN-FALCO 1979),

   b) dem Retinoblastom (ebenfalls mit autosomal-dominantem Erbgang; MÜLLER 1979),

   c) dem Xeroderma pigmentsoum als obligatorischer Präcancerose (auch hier ein autosomal dominanter Erbgang; JUNG und BOHNERT 1979) –

   spielen eine nur schwer abschätzbare dispositionelle Rolle. Immerhin mag folgendes gelten:

   a) Bei Neoplasien von Mamma, Magen, Colon, Endometrium und Prostata ist das Risiko, daß ein naher Verwandter an dem gleichen Tumor erkrankt, zwei- bis viermal größer als für die Durchschnittsbevölkerung.

   b) Bei Frauen mit bilateral und vor der Menopause aufgetretenem Brustkrebs erkranken Verwandte 1. Grades $9^1/_2$mal mehr als gleichaltrige Kontrollpersonen.

   c) Beim Bronchuscarcinom ist das Erkrankungsrisiko für Verwandte viermal größer als bei der übrigen Population, *wenn* sie nicht rauchen. Rauchen sie aber, ist es 14mal größer (MÜLLER 1979).

2. In etwa 70% aller Krebserkrankungen ist allein die Umwelt ursächlich entscheidend, in weiteren 20% nur mitbestimmend. Hier spielt also die konstitutionelle Seite mit hinein. In 10% läßt sich eine befriedigende Interpretation nicht geben (EPSTEIN 1979).

Wir kommen ein letztes Mal zu HEINZ OESER zurück: „Schicksal oder Verschulden" nannte er sein Buch über den Krebs. Wer das Glück hatte, R. RÖSSLE begegnet zu sein, fühlt sich in besonderem Maße durch OESERS Alternative angesprochen. Sie war ein tragendes RÖSSLEsches Thema, weniger sub specie carcinomatis, als überhaupt. *Mit RÖSSLE wird man sagen dürfen:* Die instinktlose Lebensführung, der Mißbrauch an Genußmitteln, die mißverstandene Freiheit des modernen Menschen, das eigene Leben und die eigene Gesundheit zu ruinieren, bedeuten bei der innigen Verflechtung der Einzelschicksale in einem modernen staatlichen Gemeinwesen eine starke soziale Last. *Soweit die Schuldfrage.* Aber wir dürfen ein *zweites Wort von RÖSSLE,* ein gleichsam *geflügeltes,* hinzusetzen: Wenn Gesundheit Glück ist, sind die meisten

Menschen ihres Glückes Schmied! Wer also nicht aufmerksam, sondern fahrlässig ist, wird wiederum schuldig, gleichsam *mitschuldig*. Wir sprechen damit die Gewerbepathologen an. Aber hier fängt auch die schicksalhafte Verknüpfung des individuellen Lebens mit dem seines Volkes, seiner Familie, seiner biologischen Grundfunktionen, schließlich auch mit der phylogenetischen Einbindung in den großen Kreis „instabiler Lebewesen" an.

Und in diesem Circulus vitiosus wird man nicht froh, wenn man nicht mit SENECA zu sprechen gelernt hat: „Wo Schicksal waltet, trifft den Menschen keine Schuld!"

Literatur

Bender HG, Berster H, Fischedick O, Greuel H, Jesdinsky HJ, Retsch HH, Schnepper E (1980) Früherkennung des Mammacarcinoms. MD-GBK Jhrgg 8 No 30, S 27

Borst M (1941) Streiflichter über das Krebsproblem. Lehmann JF, München Berlin

Brecht B (1943) Galileo Galilei. Suhrkamp, Frankfurt 1962

Burkhardt A (1976) Das Verner-Morrison-Syndrom. Klin Wschr 54:1

Citoler P (1978) Mikrokalzifikationen der Brustdrüse. In: Grundmann E und Beck L: Brustkrebsfrüherkennung. Fischer G, Stuttgart New York, S 115

Doerr W (1954) Ehrlichs Bedeutung für Histophysiologie und Geschwulstlehre. Dtsch med Journal 5:146

Doerr W (1974) Cholera pancreatica. Jahrbuch Heidelberger Akademie der Wissenschaften 1973. Winter C, Heidelberg, S 120

Doerr W (1977) Grenzen morphologischer Diagnostik. Münchn med Wschr 119:597

Doerr W (1979) Über Gesundheit und Krankheit. In: Doerr W und Schipperges H: Was ist Theoretische Pathologie? Springer, Berlin Heidelberg New York, S 5

Düben M (1955) Über den Gestaltwandel des Bronchialcarcinomes in den letzten 25 Jahren. Inaugural-Diss Berlin-West

Epstein S (1979) The Politics of Cancer. Sierra Club Books, San Francisco

Flad H-D (1980) Immunologische Mechanismen bei der Metastasierung. In: Burri, Herfarth, Jäger: Metastasen. Huber, Bern Stuttgart, S 20

Flamm D (1979) Der Entropiesatz und das Leben. 100 Jahre Boltzmannsches Prinzip. Naturwissenschaftl Rundschau 32:225

Goethe JW (1902) Zur Natur- und Wissenschaftslehre 1781/82. Jubiläumsausgabe. Cotta, Stuttgart Berlin, Bd 39, S 5

Grundmann E (1979) Histopathologie früher neoplastischer Veränderungen. Verh Dtsch Krebs Ges 2:27

Harms JW (1924) Individualzyklen als Grundlage für die Erforschung des biologischen Geschehens. Schr d Königsberger Gelehrten Ges, Heft 1

Jung EG, Bohnert E (1979) Lichtbiologie der Haut. In: Schwarz E, Spier HW, Stüttgen G: Handb Haut- und Geschlechtskrankheiten Bd 1, Teil 4, A. Springer, Berlin Heidelberg New York, S 459

Kaiser HE (1965) Artspezifische Untersuchungen über die Carcinogenese. Arch Geschwulstforschg 25:118

Kayser K (1980) Inzidenz, Histopathologie und Symptomatologie maligner Magen-Darm-Tumoren. Habilitationsschrift Med Fak Univ Heidelberg

Krieg K (1968) Experimentelle Kanzerogenese bei Mollusken. Arch Geschwulstforschg 32:20

Krieg K (1973) Vertebraten- und Invertebratengeschwülste aus der Sicht einer vergleichenden Krankheitsforschung. Arch Geschwulstforschg 41:263

Landthaler M, Braun-Falco O (1979) Familiäres hereditäres malignes Melanom. Med Klin 74:353

Linzbach AJ (1975) Altern und Krankheit; Ableitung einer neuen Alternstheorie auf der Grundlage der Polypathie. Verh Dtsch Ges Path 59:242

Müller H (1979) Die Rolle der Erbfaktoren bei der Krebskrankheit. Z allg Med 55:917

Nienhaus H, Grundmann E (1980) Kanzerogenese der Mamma. MD-GBK 8 No 30, S 5

Noltenius H, Giersch H, Haake A, Raydt H-J, Buchholz M (1977) Maligne Tumoren im Alter. Med Klin 72:391

Nordling CO (1953) A new theory on the cancerinducing mechanism. Brit J Cancer 7/68

Ober KG (1979) Operative Behandlung der frühen Neoplasien und der frühen Carcinome der weiblichen Brust. Verh Dtsch Krebs Ges 2:117

Oeser H (unter Mitwirkung von Koeppe P) (1979) Krebs: Schicksal oder Verschulden? Thieme, Stuttgart

Pflugfelder O (1954) Geschwulstbildungen bei Wirbellosen und niederen Wirbeltieren. Strahlentherapie 93:181

Priester WA (1979) Epidemiology. In: Theilen GH and Madewell BR: Veterinary cancer medicine. Lea and Febiger, Philadelphia, S 14

Rössle R (1948) Warum sterben so wenig Menschen eines natürlichen Todes? Experientia IV/8:295

Sandritter W (1958) Ultraviolettmikrospektrophotometrie. In: Handb Histochemie Bd I, Fischer G, Stuttgart, S 220

Schiche H (1955) Beitrag zur Frage der Plattenepithelmetaplasie der Bronchialschleimhaut und ihre Beziehung zum Bronchuscarcinom. Inaugural-Diss Berlin-West

Schmidt CG (1980) Chemotherapie des Mammacarcinoms. MD-GBK Jahrg 8 No 30, S 17

Spencer H (1977) Pathology of the Lung. 3rd Edition. Bd II, Pergamon Press, Oxford New York, S 907

Stegner HE (1979) Morphologie und Häufigkeit der frühen Neoplasien der weiblichen Brust. Verh Dtsch Krebs Ges 2:43

Theilen GH, Madewell BR (1979) Veterinary Cancer Medicine. Lea and Febiger, Philadelphia

Tschahargane C (1980) Vergleichende DNS-cytophotometrische und proliferationskinetische Untersuchungen zwischen der lichtexponierten und präcancerös veränderten menschlichen Haut. Habilitationschrift Med Fakultät Heidelberg

Überreiter O (1977) Klinische Krebsforschung bei Tieren. Paul Parey, Berlin Hamburg

Waldherr R, Müller A, Buse K-D, Die Bedeutung des schwangerschafts-spezifischen β_1-Glykoproteins als Tumormarker bei Mammacarcinom. Verh Dtsch Ges Path 64. Tgg (Bremen) im Rahmen der wissenschaftlichen Bildausstellung

Wenisch HJC, Lulay M (1980) Lymphogenous Spread of an Intravascular Bronchioloalveolar Tumour. Virchows Archiv, Abt A, 387:117

Inhalt
Jahrgang 1980

F. Duspiva
Das Problem der Determination und Differenzierung in der Biologie . . 1

E. Hinz
Schistosoma intercalatum-Infektionen in Afrika.
Saisonkrankheiten in Nigeria.
Beiträge zur Geomedizin der Tropen 37

J. C. Vogel
Fractionation of the Carbon Isotopes
During Photosynthesis 107

W. Doerr, W.-W. Höpker, W. Hofmann, K. Kayser,
C. Tschahargane
Onkologisches Panorama. Krebsregister, Früherkennung
Phylogenie 137

Sitzungsberichte der Heidelberger Akademie der Wissenschaften
Mathematisch-naturwissenschaftliche Klasse
Erschienene Jahrgänge

Inhalt des Jahrgangs 1971:
1. E. Letterer. Morphologische Äquivalentbilder immunologischer Vorgänge im Organismus. (vergriffen).
2. J. Herzog und E. Kunz. Die Wertehalbgruppe eines lokalen Rings der Dimension 1. (vergriffen).
3. W. Maier. Aus dem Gebiet der Funktionalgleichungen. Antiquarisch. Preis auf Anfrage.
4. H. Hepp und H. Jensen. Klassische Feldtheorie der polarisierten Kathodenstrahlung und ihre Quantelung. Antiquarisch. Preis auf Anfrage.
5. H. Koppe und H. Jensen. Das Prinzip von d'Alembert in der Klassischen Mechanik und in der Quantentheorie. (vergriffen).
6. W. Doerr. Wandlungen der Krankheitsforschung. (vergriffen).
7. K. Hoppe. Über die spektrale Zerlegung der algebraischen Formen auf der Graßmann-Mannigfaltigkeit. Antiquarisch. Preis auf Anfrage.

Inhalt des Jahrgangs 1972:
1. W. H. H. Petersson. Über Thetareihen zu großen Untergruppen der rationalen Modulgruppe. (vergriffen).
2. W. Doerr. Pathologie der Coronargefäße. Anthropologische Aspekte. (vergriffen).
3. H. Bippes. Experimentelle Untersuchung des laminar-turbulenten Umschlags an einer parallel angeströmten konkaven Wand. Antiquarisch. Preis auf Anfrage.
4. K. Goerttler. Stimme und Sprache. Antiquarisch. Preis auf Anfrage.
5. B. L. van der Waerden. Die „Ägypter" und die „Chaldäer". (vergriffen).

Inhalt des Jahrgangs 1973:
1. V. Becker. Form, Gestalt und Plastizität. (vergriffen).
2. H. Neunhöffer. Über die analytische Fortsetzung von Poincaréreihen. (vergriffen).
3. F. W. Rieben. Zur Orthologie und Pathologie der Arteria vertebralis. Antiquarisch. Preis auf Anfrage.
4. W. Doerr. Über die Bedeutung der pathologischen Anatomie für die Gastroenterologie. (vergriffen).
   V. H. Bauer. Das Antonius-Feuer in Kunst und Medizin. Supplement zum Jahrgang 1973. DM 68.00.

Inhalt des Jahrgangs 1974:
1. H. Seifert. Minimalflächen von vorgegebener topologischer Gestalt. DM 12.00
2. A. Dinghas. Zur Differentialgeometrie der klassischen Fundamentalbereiche. DM 20.80.
3. Th. Nemetschek. Biosynthese und Alterung von Kollagen. DM 19.50.
4. W. Doerr, W.-W. Höpker und J. A. Rossner. Neues und Kritisches vom und zum Herzinfarkt. (vergriffen).
   W. W. Höpker. Spätfolgen extremer Lebensverhältnisse. Supplement zum Jahrgang 1974. (vergriffen).

Inhalt des Jahrgangs 1975:
1. M. Ratzenhofer. Molekularpathologie. DM 32.00
2. E. Kauker. Vorkommen und Verbreitung der Tollwut in Europa von 1966–1974. DM 19.00.
3. H. E. Bock. Die Bedeutung von Konstellation und Kondition für ärztliches Handeln. DM 16.00.
4. G. Schettler. Neue Ergebnisse der klinischen Fettstoffwechselforschung. (vergriffen).
   V. Becker und H. Schmidt. Die Entdeckungsgeschichte der Trichinen und der Trichinosis. Supplement zum Jahrgang 1975. DM 28.00.

Inhalt des Jahrgangs 1976:
1. W. Bersch und W. Doerr. Reitende Gefäße des Herzens. Homologiebegriff und Reihenbildung. DM 38.00.

If you have any concerns about our products,
you can contact us on
ProductSafety@springernature.com

In case Publisher is established outside the EU,
the EU authorized representative is:
**Springer Nature Customer Service Center GmbH
Europaplatz 3, 69115 Heidelberg, Germany**

Printed by Libri Plureos GmbH
in Hamburg, Germany